11

d 31.

DE L'INFLUENCE

DU

LAIT DE LA NOURRICE

SUR

SON NOURRISSON

RELATIVEMENT

A SES MALADIES ET A SON CARACTÈRE

Par M. le Commandeur DA GAMA MACHADO,

CONSEILLER DE LA LÉGATION DE PORTUGAL A PARIS, MEMBRE DE L'ACADÉMIE DES SCIENCES
DE LISBONNE, ETC., ETC.

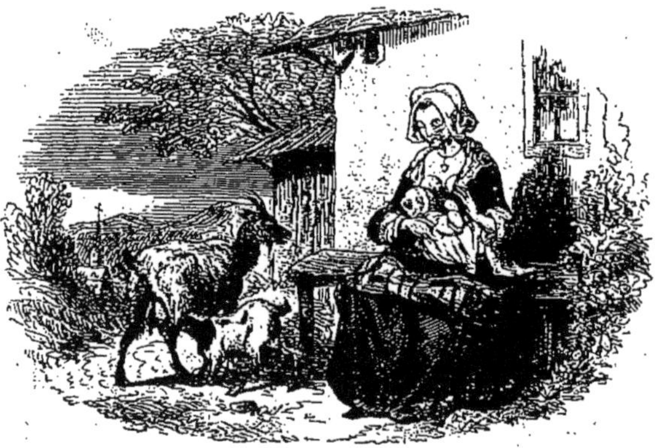

Il existe dans le genre humain, entre les enfants et leurs nourrices, une connexité physique et morale, qu'aucune croyance, aucune éducation, aucun système pénitentiaire ne peuvent faire disparaître.

Le lait de la nourrice est une greffe humaine qui correspond parfaitement à la greffe végétale.

PARIS

IMPRIMERIE DE J. CLAYE ET Cᵉ, RUE SAINT-BENOIT, 7.

1853.

DE L'INFLUENCE

DU LAIT DE LA NOURRICE

SUR

SON NOURRISSON

RELATIVEMENT

A SES MALADIES ET A SON CARACTÈRE.

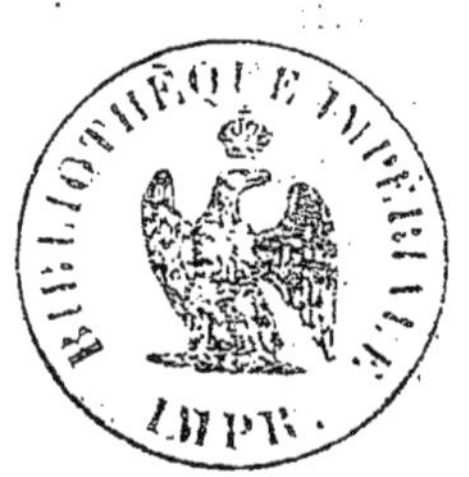

> Il existe dans le genre humain, entre les enfants et leurs nourrices, une connexité physique et mora'e, qu'aucune croyance, aucune éducation, aucun système pénitentiaire ne peuvent faire disparaître.
>
> Le lait de la nourrice est une greffe humaine qui correspond parfaitement à la greffe végétale.
>
> (D. G. M.)

Avant d'exposer le sujet qui nous occupe, nous appelons l'attention du lecteur sur l'analogie qui existe entre le fluide séminal et le lait.

Par une fatalité inexplicable, comme nous l'avons expliqué dans le second volume de notre *Théorie des Ressemblances*, les naturalistes européens ne se sont pas occupés des causes premières (la semence) dans le règne animal comme élément moral. Les éléments physiques ont été analysés par différents savants. Cette même route a été suivie pour le lait, et des analyses chimiques en ont été faites. Là se sont arrêtées les recherches. Cependant pour le règne animal, un philosophe célèbre, Montaigne, a fait observer que la semence joue un rôle plus important qu'on ne le pense généralement. Voici ce qu'il dit sur l'hérédité :

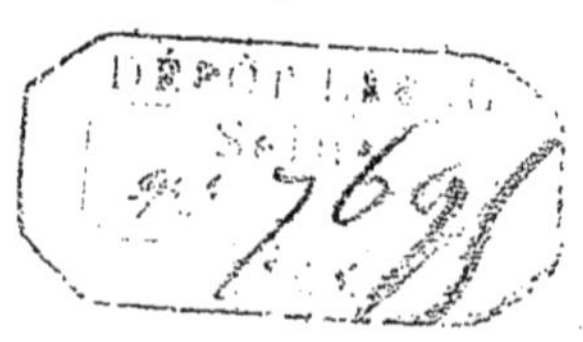

« Quel monstre est-ce, que cette goutte de semence dont
« nous sommes produits; elle porte en soi des impressions,
« non de la forme corporelle seulement, mais des pense-
« ments et des *inclinations* de nos pères. Cette goutte
« d'eau, où loge-t-elle ce nombre infini de formes, et
« comment porte-t-elle des ressemblances d'un progrès si
« téméraire et si déréglé, que l'arrière-fils répondra à son
« bisaïeul et le neveu à l'oncle? » Montaigne dit encore :
« Il est à croire que je dois à mon père cette qualité pier-
« reuse, car il mourut *merveilleusement* affligé d'une grosse
« pierre qu'il avait en la vessie; ce ne fut qu'à l'âge de qua-
« rante-cinq ans que j'ai commencé à me ressentir des pre-
« mières atteintes de cette terrible maladie. Où se couvait
« tant de temps la propension de ce défaut? Et lorsqu'il
« était si loin du mal, cette légère substance de quoi il me
« bâtit, comment supportait-elle pour sa part une si grande
« impression ? »

Nous avons cité l'opinion de cet illustre écrivain dans le
troisième volume de notre *Théorie*, et nous en avons déve-
loppé les conséquences, mais aujourd'hui nous tâcherons
d'éviter autant que possible des détails scientifiques, qui
généralement plaisent peu, car on doit regarder les sciences
comme un luxe, peu à la portée des gens du monde, et
encore moins des masses, qui ne s'occupent que de leurs
travaux, afin de pourvoir à l'existence de leurs femmes et
de leurs enfants, victimes de la galère que l'on nomme
pompeusement *civilisation*.

Nous donnerons à présent l'analyse de la semence animale et celle du lait, afin de prouver l'analogie qui existe
entre les deux liquides. Ces analyses sont extraites du *Nou-
veau système de chimie organique*, publié il y a quelques
années par un homme d'un talent transcendant, M. V.
Raspail, qui, probablement né sous une constellation

fatale, est peut-être condamné à passer sa triste existence, privé des rayons bienfaisants du soleil et de la lumière, dans une cellule, invention moderne, qui remplace l'ancienne torture, abolie par l'infortuné Louis XVI.

Voici l'opinion de M. Raspail : *

« Si quelque chose est capable d'humilier l'orgueil du « chimiste, c'est certainement l'identité qu'il est condamné « à constater entre tant de substances qui remplissent « cependant des fonctions différentes. »

Dans le troisième volume de notre *Théorie*, nous avons publié une planche sur les transmissions héréditaires; et nous avons cité les opinions de plusieurs savants de l'antiquité ayant du rapport avec l'observation de M. Raspail. Les voici :

« D'après Hippocrate, le fluide séminal viendrait de « toutes les parties du corps, mais plus particulièrement « du cerveau. Il descendrait de la moelle épinière dans les « reins.

« D'après Épicure, le fluide séminal serait une substance « extraite de l'âme et du corps.

« Selon Platon, ce serait l'écoulement de la moelle de « l'épine du dos.

---

* Nous ferons observer que les opinions religieuses et politiques sont entièrement bannies de l'étude des sciences. On consulte les œuvres des savants, on cite les passages qui sont utiles, en nommant généralement leurs auteurs; nous disons généralement, parce que quelquefois cet oubli a lieu. Un des plus grands naturalistes modernes, Lamarck, se plaint dans son ouvrage, intitulé : *Hydrogéologie*, p. 170, qu'on s'est emparé petit à petit des détails de ses travaux, sans que les auteurs aient indiqué la véritable source de leurs connaissances. Ce savant ajoute : *L'injustice des hommes semble être inhérente au genre humain.*

Nous ajouterons que le vol paraît être inné chez tous les êtres animés; ce qui pourrait justifier la pensée d'un célèbre poëte anglais, Pope, que *l'honnête homme est l'œuvre la plus noble de la création.*

« Suivant Alcméon, une partie de la substance du cer-
« veau. »

Le fluide séminal, et non le sang, doit être considéré
comme un abrégé de l'individu. On a donc tort de dire
relativement aux transmissions héréditaires : *c'est dans
le sang.* La dénomination *chevaux pur sang* est due à
cette même erreur physiologique.

M. Raspail dit :

« La liqueur spermatique, qui crée la vie, paraît à peine
« différer, par l'analyse, du sang, qui n'est destiné qu'à
« entretenir la vitalité. 900 parties d'eau, 60 de mucilage
« animal, 10 de soude libre, 30 de phosphate de chaux ;
« c'est tout ce qu'on trouve dans le sperme humain.
   « Berzélius y admet tous les sels du sang, plus une
« matière animale particulière. Cette matière animale par-
« ticulière revient à une matière albumineuse mélangée à
« certains sels.
   « Le mucus animal n'est que de l'albumine rendue
« soluble à l'aide de l'alcali libre, qui rend le sperme
« alcalin.
   « La liqueur séminale est épaisse et gluante au sortir
« des organes générateurs. Dans une atmosphère chaude
« et humide, elle devient jaune et acide, et répand une
« odeur de poisson gâté. »

Voici l'analyse du lait par M. Raspail :

« Le lait est un liquide aqueux, tenant en solution de
« l'albumine et de l'huile, à la faveur d'un sel alcalin ou
« d'un alcali pur, et en suspension un nombre immense
« de globules albumineux d'un côté, et de globules oléagi-
« neux de l'autre. »

Nous avons remarqué, que la crême se décompose le troisième jour, et elle offre alors le même phénomène de l'odeur de poisson gâté que présente la liqueur séminale.

Nous donnerons maintenant l'extrait de notre troisième volume que nous considérons comme très-important pour l'étude de la physiologie du lait. Le voici :

« On tiendra compte de l'influence du lait de la nourrice, car il est formé de tout son être : ainsi ses passions et ses goûts s'impriment dans l'économie du nourrisson et le modifient. Pour démontrer cette influence, nous rapporterons le fait suivant, extrait d'un Mémoire publié en 1832, par M. John Lawrence, auteur de plusieurs ouvrages très-estimés sur la race chevaline. M. Lawrence avait une chatte qu'il affectionnait beaucoup ; elle fut trouvée aveugle, et il la fit élever et nourrir par sa chienne, de la race des bassets ; cet allaitement, différent de celui de son espèce, lui fit perdre le *rouet*. Il avait aussi un chat qui partageait chaque jour son dîner avec un autre chat, affamé et abandonné. La science moderne appellera le raisonnement du chat de M. Lawrence, instinct.

« Avant M. Lawrence, Buffon avait déjà cité, à l'article *Chien*, un exemple relatif à l'influence du lait de la nourrice sur son nourrisson :

« Le curé de Norges, près Dijon, possède une chienne
« qui, sans avoir jamais porté ni mis bas, a cependant
« tous les symptômes qui caractérisent ces deux manières
« d'être ; elle entre en chaleur à peu près dans le même
« temps que tous les autres animaux de son espèce, avec
« cette différence qu'elle ne souffre aucun mâle ; elle n'en a
« jamais reçu. Au bout du temps ordinaire de sa portée, ses
« mamelles se remplissent comme si elle était en gésine,
« sans que son lait soit provoqué par aucune traite parti-

« culière, comme il arrive quelquefois à d'autres animaux
« auxquels on en tire, ou quelque substance semblable,
« en fatiguant leurs mamelles. Il n'y a rien ici de pareil :
« tout se fait selon l'ordre de la nature, et le lait paraît être
« si bien dans son caractère, que cette chienne a déjà
« allaité des petits qu'on lui a donnés, et pour lesquels
« elle a autant de tendresse, de soins et d'attentions que si
« elle était leur véritable mère. Une chose encore plus sin-
« gulière peut-être, est que la même chienne, il y a deux
« ou trois ans, allaita deux chats, dont l'un contracta si
« bien *les inclinations de sa nourrice*, que son cri s'en
« ressentit ; au bout de quelque temps, on s'aperçut qu'il
« ressemblait beaucoup plus à *l'aboiement* du chien qu'au
« miaulement du chat. Si ce fait de la production du lait
« sans accouplement et sans prégnation était plus fréquent
« dans les animaux quadrupèdes femelles, ce rapport les
« rapprocherait des oiseaux femelles qui produisent des
« œufs sans le concours du mâle. »

« Pour corroborer les observations de M. Lawrence et
de Buffon, nous ferons observer que les bons chevaux
arabes, dont le Nejdi est le type, sont nourris avec le lait
de la chamelle, qui contient le germe de la sobriété, et la
faculté de pouvoir marcher plusieurs jours sans prendre
d'aliments, comme on le voit chez le chameau. Il est constant aussi que des enfants ont été allaités par des vaches, et
ont vécu en ruminant toujours.

« Au Brésil, les enfants des Européens sont souvent éle-
vés par des nourrices de la race nègre ; ils perdent l'accent
des pères et prennent celui de la nourrice noire.

« La nourrice devra être issue de parents connus
pour leur bienveillance (qualité malheureusement fort
rare), et chez lesquels une longévité héréditaire aura été
constatée. C'est une greffe humaine, qui demande à être

faite avec choix, et qui correspond à la greffe végétale ; le lait, étant un liquide organisateur produit par la constitution de la nourrice, contiendra alors les principes de bienveillance et de longévité.

« Chez le genre humain, l'étude des ressemblances présente des difficultés qui n'existent pas parmi les animaux. En Europe, les mères allaitent rarement leurs enfants, et de plus la paternité est souvent douteuse. Il est aussi constant que lorsqu'un enfant meurt, la cupidité de la nourrice la porte quelquefois à lui en substituer un autre. Nous ferons observer que souvent la couleur de la mère se trouve sur le visage de l'enfant et celle du père sur le reste du corps, couvert par les vêtements, tandis que chez les animaux, les couleurs des pères et mères sont visibles à l'œil, étant répandues sur tout le corps. On a quelquefois vu des enfants, issus d'un nègre et d'une femme blanche, revêtus de la couleur du père sur les parties inférieures du corps, et non, comme cela a presque toujours lieu, sur le visage.

« Dans le règne végétal, ce même principe de transmission existe, et le rosier *hybride-Hardy* présente la fleur de son père et les feuilles de sa mère qui sont à cinq et à sept folioles.

« M John Lawrence, dont nous venons de parler, fait remarquer relativement à l'art d'élever les chevaux, que l'étalon et la jument doivent être de la même race, et présenter la même taille, ainsi qu'une certaine symétrie de convention, de manière à ce qu'on puisse obtenir dans le poulain une forme qui réunirait la force, la vitesse et l'aptitude au travail. M. Lawrence part du principe que, sauf quelques exceptions, *le semblable produit le sem-*

La vie dans l'enfance de tous les êtres organisés est toujours précaire, mais quand l'enfant est parvenu à l'âge adulte, on peut prévoir la durée de son existence d'après les lois de l'hérédité.

« Nous citerons l'exemple suivant :

« Lord Byron mourut jeune, à l'âge de trente-six ans son père et sa mère étaient morts, l'un entre trente-cinq et trente-six ans, l'autre à quarante-cinq. Cet illustre poëte avait un pressentiment que les principes de sa vie ne tendaient pas à la longévité, parce qu'il avait entendu dire que personne ne vivait longtemps, à moins qu'il n'y eût eu chez un de ses auteurs un germe de vieillesse.

« Un exemple récent de longévité vient confirmer cette opinion de lord Byron. Dernièrement est mort en Angleterre M. William Burke, âgé de quatre-vingt-dix-huit ans : il avait vécu dans l'intimité de George IV. Son père avait atteint l'âge de cent deux ans, son grand-père cent quatre, et il reste à présent un frère âgé de cent un ans.

« Dans la dynastie régnante d'Angleterre, les deux germes de vieillesse existent. George III est mort aveugle à l'âge de quatre-vingt-deux ans, et la reine Charlotte à l'âge de soixante-quinze ans. La plupart de leurs descendants ont également atteint un âge avancé. L'hydropisie et la cécité paraissent être des maladies héréditaires dans cette famille royale : le duc d'York, la reine de Wurtemberg et George IV sont morts hydropiques; le duc de Cumberland a la vue très-basse, et son fils est devenu aveugle; le duc de Sussex a subi l'opération de la cataracte, et la princesse Sophie est aveugle. »

PARIS. — IMPRIMÉ PAR J. CLAYE ET Cⁱᵉ, RUE SAINT BENOÎT, 7.

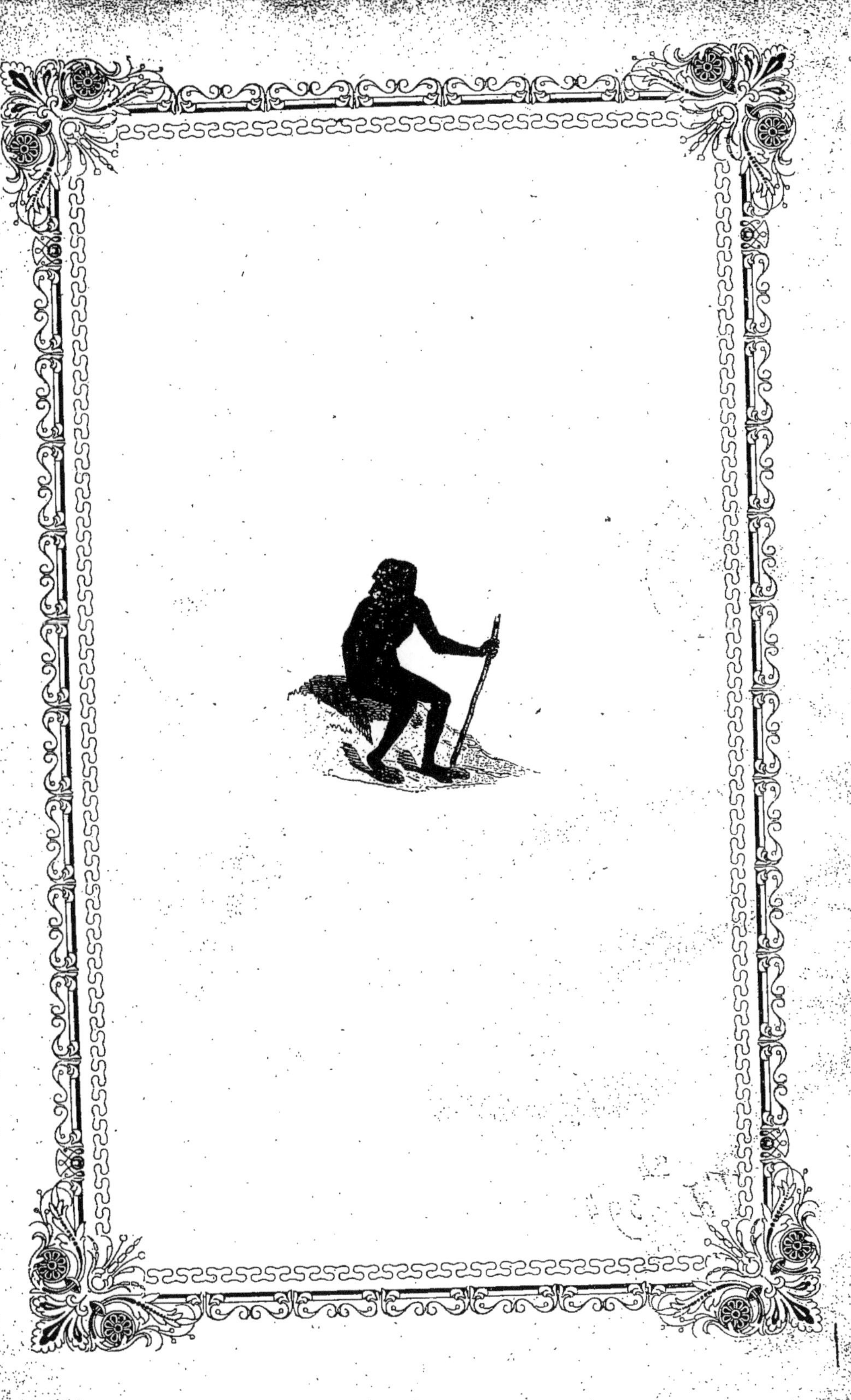